55 Tipps gegen Sodbrennen

Aus der Reihe:

Das Wichtigste in Kürze

**Volkserkrankungen
und ihre Ursachen
verstehen und behandeln**

Dr. med. Thomas Tannenberger

IMPRESSUM

55 Tipps gegen Sodbrennen
Aus der Reihe:
Das Wichtigste in Kürze (1) –
Volkserkrankungen und ihre Ursachen
verstehen und behandeln

2017© Dr. med. Thomas Tannenberger
Alle Rechte vorbehalten

Autor: Dr. med. Thomas Tannenberger
Lektorat: Dr. med. Susanne Tannenberger,
Wilhelm Tannenberger

ISBN-13: 978-1975827021
ISBN-10: 1975827023

„Die Grundlage allen Glücks ist die Gesundheit.“
Leigh Hunt

„ Unsere Gesundheit ist der größte Reichtum.“
Ralph Waldo Emerson

„Der wahre Reichtum ist die Gesundheit.“
Mahatma Ghandi

Einleitung

20% aller Menschen in den westlichen Industrieländern klagen über Sodbrennen. Das ist mehr als jeder 5. Erwachsene in Deutschland.

Sodbrennen entsteht, wenn saurer Mageninhalt und Magensäure aus dem Magen, anstatt weiter in den Dünndarm, zurück in die Speiseröhre fließen (Reflux-Erkrankung). Die Säure verätzt die empfindliche Schleimhaut der Speiseröhre, was das typische Brennen hinter dem Brustbein oder in der Magengegend verursacht.

Normalerweise ist die Speiseröhre an ihrem unteren Ende zum Magen hin abgedichtet, damit der Mageninhalt und die Magensäure nicht in die falsche Richtung fließen können. Ein undichter Verschlussmechanismus der Speiseröhre, eine erhöhte Magensäure-Bildung im Magen und eine Druckerhöhung im Magen oder Bauchraum können daher Sodbrennen hervorrufen. Eine ausreichende Speichelbildung schützt hingegen vor Sodbrennen, denn der Speichel reinigt beim Verschlucken auf seinem Weg in den Magen die Speiseröhre von Magensäure oder Mageninhalt.

Bei längerem, unbehandeltem Sodbrennen kann sich in der Schleimhaut der Speiseröhre eine chronische Entzündung bilden. Als Komplikationen infolge der fortgesetzten Gewebezerstörung durch die Magensäure und die Entzündung drohen eine starke Narbenbildung, welche die Speiseröhre einengt, Schluckstörungen, Blutungen und Krebserkrankungen.

Sodbrennen ist in der Regel die Folge eines falschen Konsumverhaltens und ungesunder Ernährungsgewohnheiten. Weil vor allem ungesundes Essverhalten und Übergewicht in der westlichen Welt weit verbreitet sind, nimmt sowohl die Zahl der Patienten, die über Sodbrennen klagen, als auch die Neuerkrankungen an Speiseröhren-Krebs stetig zu.

Um Folgeerkrankungen zu vermeiden, ist es wichtig, Sodbrennen frühzeitig zu erkennen und richtig zu therapieren. Hierzu kann jeder Betroffene selbst einen großen Teil beitragen (zusätzlich zu Tabletten und Medikamenten!), indem die richtigen Ess- und Lebensgewohnheiten Stück für Stück in den Alltag integriert werden.

Welche das sind, lernen Sie auf den folgenden Seiten – das Wichtigste in Kürze.

Tipp 1

<u>Große Mahlzeiten vermeiden</u>

- Die Dehnung der Magenwand ist der stärkste Reiz für die Schleimhaut des Magens, saure Magensäure zu produzieren.

- Je größer die Essensportionen, desto stärker die Dehnung der Magenwände und desto größer die Bildung der Magensäure.

Tipp 2

Lieber 5 kleine als 3 große Mahlzeiten pro Tag

- Die Magenwände werden durch große Essensportionen stärker gedehnt, weil diese mehr Platz im Magen brauchen.

- Je umfangreicher die Nahrungsmenge, desto mehr steigt auch der Druck im Magen an.

- Je höher der Druckanstieg im Magen, desto eher fließen saurer Mageninhalt und Magensäure in die Speiseröhre zurück.

- Kleine Mahlzeiten schützen deshalb vor Sodbrennen, große Mahlzeiten lösen Sodbrennen aus.

Tipp 3

<u>Vor dem Schlucken
mindestens 20 Mal kauen</u>

- Je öfter man kaut, desto langsamer isst man, und desto schneller wird man satt.

- Je schneller man satt wird, desto weniger isst man insgesamt pro Mahlzeit.

- Je weniger man isst, desto weniger Magensäure wird gebildet, und umso weniger Sodbrennen hat man nach dem Essen.

Tipp 4

Langsam essen

- Je weniger man kaut, und umso hastiger man schluckt, umso mehr Luft gelangt beim Schlucken in den Magen.

- Die verschluckte Luft steigert den Druck im Magen zusätzlich.

- Beim Aufstoßen gelangt auch Magensäure in die Speiseröhre und verursacht Sodbrennen.

- Je länger man kaut, desto mehr Spucke wird gebildet.

- Die Spucke reinigt die Speiseröhre, wenn sie verschluckt wird. Das schützt gegen Sodbrennen.

Tipp 5

Nicht mehr zu spät abends essen

-       Späte Mahlzeiten erhöhen die abendliche Magensäurebildung.

-       Die Magensäure fließt nachts im Liegen leichter in die Speiseröhre zurück als tagsüber im Stehen oder Sitzen.

-       Teilweise kann die Magensäure im Liegen sogar bis in den Mund zurück fließen.

-       Mahlzeiten spät abends führen deshalb zu nächtlichem Sodbrennen.

Tipp 6

<u>Mit leicht erhöhtem Oberkörper schlafen</u>

- Wer unter Sodbrennen leidet, sollte mit leicht erhöhtem Oberkörper schlafen.

- Hilfreich ist z.B. ein Kissen, das man sich beim Schlafen unter den Rücken legt; der Kopf sollte höher liegen als der Oberkörper.

- Wenn der Oberkörper im Liegen leicht erhöht ist, kann die Magensäure nicht mehr so einfach in die Speiseröhre zurück fließen.

Tipp 7

In Seitenlage schlafen

- In Seitenlage leiden viele Menschen nachts weniger unter Sodbrennen als in Rückenlage.

- Ob eine Links- oder Rechtsseitenlage besser ist, kann von Mensch zu Mensch unterschiedlich sein; hier hilft nur selbst ausprobieren.

Tipp 8

<u>Übergewicht reduzieren</u>

- Übergewicht und vor allem das Bauchfett in der Bauchhöhle erhöhen den Druck in der Bauchhöhle und im Magen.

- Durch die Druckerhöhung fließt mehr Magensäure in die Speiseröhre zurück.

- Wer unter Sodbrennen leidet, sollte daher Übergewicht vermeiden oder reduzieren, in dem er sich mehr bewegt, weniger isst und sich gesünder ernährt.

Tipp 9

<u>Regelmäßig bewegen</u>

- Regelmäßige Bewegung fördert die Verdauung.

- Regelmäßiger Sport regt die Muskulatur der Magenwand an, die Nahrung schneller in den Dünndarm weiter zu befördern; das senkt den Druck im Magen.

- Regelmäßige Bewegung hilft deshalb auch gegen Verstopfung; Verstopfung erhöht den Druck im Bauchraum und im Magen zusätzlich.

- Regelmäßige Bewegung hilft außerdem gegen Übergewicht, das auch Sodbrennen verursacht.

Tipp 10

<u>Ausdauer-Sport hilft gegen Sodbrennen, Kraft-Sport verschlimmert es</u>

- Beim Kraftsport, z.B. beim Trainieren mit Hanteln, wird oft die Bauchpresse eingesetzt, d.h. die Muskulatur am Rumpf wird stark angespannt.

- Das Pressen erhöht den Druck im Bauchraum und im Magen, dadurch fließt die Magensäure zurück in die Speiseröhre.

- Wer unter Sodbrennen leidet, der sollte daher Ausdauer-Sport treiben, (z.B. Laufen, Radfahren oder Schwimmen), anstatt Gewichte zu stemmen.

Tipp 11

<u>Genug trinken (2 bis 3 Liter pro Tag)</u>

-   Die getrunkene Flüssigkeit reinigt die Speiseröhre von saurem Mageninhalt und Magensäure.

-   Wer genug trinkt, bei dem wird auch viel Speichel gebildet; der Speichel reinigt ebenfalls die Speiseröhre.

-   Die getrunkene Flüssigkeit verdünnt die Magensäure im Magen; verdünnt ist die Magensäure weniger ätzend für die Schleimhäute.

-   Eine genügende Trinkmenge beugt Verstopfung vor, die zu Sodbrennen führen kann.

Tipp 12

Keine enge oder einschnürende Kleidung

- Enge Hosen und Gürtel erhöhen den Druck im Bauchraum; das drückt die Magensäure in die Speiseröhre und verursacht Sodbrennen.

Tipp 13

Nicht zu lange am Stück sitzen

- Besonders bei längerem Sitzen können enge Gürtel oder straffe Hosen den Bauch einschnüren.

- Während der Arbeit im Büro gilt daher, dass man regelmäßig aufstehen und das Sitzen unterbrechen sollte.

Tipp 14

Blähungen vermeiden

-   Bei Blähungen entweicht Gas, das von Darmbakterien bei der Verdauung von Nahrungsmitteln gebildet wird.

-   Die Faulgase benötigen viel Platz, da sie ein großes Volumen haben; das erhöht den Druck im Bauchraum und verursacht Sodbrennen.

-   Blähende Lebensmittel sind vor allem:

    -   Hülsenfrüchte (Erbsen, Linsen, Bohnen)
    -   Kohlgemüse (Weißkohl, Sellerie, Wirsing)
    -   Zwiebeln und Zwiebelgewächse (Knoblauch, Lauch, Porree)

- Milch und Milchprodukte
  (Joghurt, Käse, Schlag-
  sahne)

Tipp 15

Druckerhöhungen im Bauchraum vermeiden

- Alles, was den Druck im Bauchraum erhöht, steigert auch den
  Druck im Magen; die Magensäure
  fließt dann schneller in die
  Speiseröhre zurück und verursacht Sodbrennen.

- Das gilt besonders für folgendes:

  - Husten (am häufigsten auf-
    grund von Tabakrauch und
    Zigaretten)
  - Nießen
  - Vorbeugen
  - Pressen (beim Toilettengang)
  - Bücken (gefolgt von Heben
    und Tragen)

Tipp 16

Als Diabetiker den Zucker gut einstellen

- Diabetiker leiden oft auch unter Sodbrennen.

- Diabetes mellitus Typ 2 wird oft durch Übergewicht verursacht, das ebenfalls zu Sodbrennen führen kann.

- Hohe Zuckerspiegel hemmen die Bildung des Speichels in den Speicheldrüsen; die Mundtrockenheit kann Sodbrennen begünstigen.

- Hohe Zuckerspiegel greifen neben den Gefäßen auch die Nerven an; die Nervenschäden in der

Magengegend hemmen die
Muskulatur der Magenwand.

-   Hohe Zuckerspiegel führen über
    die Nervenschäden deshalb zu
    einer Magenentleerungsstörung.

-   Verzögert sich der Transport der
    Nahrung in den Dünndarm, steigt
    der Druck im Magen und es wird
    auch mehr Magensäure gebildet;
    das führt dann zu Sodbrennen.

Tipp 17

Bluthochdruck bekämpfen

- Auch ein hoher Blutdruck behindert die Bildung von Speichel in den Speicheldrüsen.

- Durch die Mundtrockenheit wird die Selbstreinigung der Speiseröhre verschlechtert.

- Die Magensäure bleibt deshalb länger in der Speiseröhre, nachdem sie vom Magen aus zurückgeflossen ist; das verschlimmert dann das Sodbrennen.

- Alle Blutdruckwerte über 140/90 mmHg sind zu hoch!

- Normal ist ein Blutdruck von 130/80 mmHg, ideal ein Blutdruck von 120/75 mmHg.

Tipp 18

Nicht schnarchen

- Schnarchen ist die Folge einer Mundatmung beim Schlafen.

- Wird nachts längere Zeit durch den Mund geatmet, so trockenen die Schleimhäute im Mund- und Rachenraum aus.

- Das führt zu Mundtrockenheit, morgendlichem Mundgeruch und aufgrund der gestörten Selbstreinigung der Speiseröhre auch zu Sodbrennen.

- Starkes Schnarchen ist sehr oft die Folge von Übergewicht, denn die Fettpolster engen die Atemwege im Rachenbereich ein.

Tipp 19

Abends keinen Alkohol mehr!

- Alkohol führt zu einer Muskelerschlaffung.

- Die Erschlaffung der Muskeln im Bereich von Rachen und Kehlkopf führt zum Kollaps der Atemwege beim Schlafen.

- Die Folge ist starkes Schnarchen und oft auch nächtliches oder morgendliches Sodbrennen.

- Gewichtsreduktion und der Verzicht auf Alkohol am Abend sind die effektivsten Mittel gegen Schnarchen!

Tipp 20

<u>Keine Medikamente, die Mundtrockenheit verursachen</u>

- Alle Patienten, die unter Sodbrennen leiden, sollten mit ihrem Arzt/ihren Ärzten ihre Medikamente durchgehen.

- Medikamente, die sehr oft als Nebenwirkung eine Mundtrockenheit hervorrufen und deshalb zu Sodbrennen führen können, sind:

  - **Entwässerungstabletten** (Diuretika), welche bei Bluthochdruck, Wasseransammlungen in den Beinen (Ödeme) oder einer Herzschwäche (Herz-

insuffizienz) eingesetzt
werden
- verschiedene Klassen von
  Antidepressiva
- verschiedene **Schlafmittel**
- unterschiedliche **Blutdruck-
  senker**
- manche **Anti-Allergika**

Tipp 21

Mundtrockenheit vermeiden

- Hier nochmal eine Übersicht, was alles die Speichelbildung behindert und deshalb zu Mundtrockenheit und Sodbrennen führen kann:

    - Bluthochdruck (Werte oberhalb von 140/90 mmHg)

    - Diabetes mellitus (schlecht eingestellter Zuckerspiegel)

    - ungenügende Trinkmenge (mindestens 2 – 3 Liter pro Tag sollte jeder Mensch trinken!)

    - Übergewicht (übergewichtige Menschen schwitzen mehr; das

Wasser, welches über die
hohe Schweißmenge ver-
loren geht, fehlt dann für
die Speichelproduktion)

- Schnarchen (sehr häufig bei
  übergewichtigen Menschen
  und nach abendlichem
  Alkoholkonsum oder beim
  regelmäßigem Gebrauch
  von Schlaftabletten, welche
  zur Erschlaffung der
  Muskulatur im Bereich von
  Rachen und Kehlkopf
  führen; die nächtliche
  Mundatmung trocknet die
  Schleimhäute im Mund-
  und Rachenraum aus)

- Stress

- Rauchen (jede Form von
  Tabakrauch)

- Alkohol

- häufiger Kaffeekonsum

- verschiedene Medikamente
    (Entwässerungstabletten,
    Blutdrucksenker, Schlaf-
    mittel, Antidepressiva,
    Anti-Allergika)

- hastiges Essen (wenn nicht
    genügend gekaut wird,
    produzieren die Speichel-
    drüsen auch weniger
    Speichel)

Tipp 22

So wenig Alkohol wie möglich

- Alkohol (auch kleine Mengen) verursacht starkes Sodbrennen.

- Alkoholische Getränke führen zu einer stark erhöhten Bildung von Magensäure.

- Die meiste Magensäure wird gebildet, wenn Schaumweine wie Sekt oder Champagner getrunken werden.

- Alkohol verursacht Mundtrockenheit und behindert deshalb die Selbstreinigung der Speiseröhre.

- Alkohol behindert den Verschlussmechanismus zwischen der unteren Speiseröhre und dem

Magen; wenn das untere Ende der
Speiseröhre undicht wird, kann
die Magensäure leichter in die
Speiseröhre zurückfließen.

-   Wie hohe Zuckerspiegel kann auch
    ein regelmäßiger Alkoholkonsum
    die Nerven zwischen Rückenmark
    und der Muskulatur der
    Magenwand beschädigen; die
    Folge ist eine Magenent-
    leerungsstörung, die den Druck
    im Magen erhöht und zu
    Sodbrennen führt.

Tipp 23

Keine hochprozentigen alkoholischen Getränke!

- Jedes alkoholische Getränke, das mehr als 20% Alkohol enthält (Schnaps, Wodka, Whisky, Gin, Rum) verätzt und schädigt direkt und unmittelbar die Schleimhaut von Speiseröhre und Magen.

- Die Schleimhaut der Speiseröhre ist sehr (schmerz)empfindlich, insbesondere wenn sie durch einen regelmäßigen Magensäure-Reflux bereits vorgeschädigt und entzündet ist.

Tipp 24

Nicht rauchen!

-       Tabakrauch (egal ob von Zigaretten,
        Zigarren, Zigarillos oder Pfeife)
        löst starkes Sodbrennen aus.

-       Die Inhaltsstoffe des Tabakrauches
        führen wie auch der Alkohol zu
        einer Mundtrockenheit und
        behindern dadurch die Selbst-
        reinigung der Speiseröhre.

-       Das Nikotin kann den Blutdruck
        erhöhen und auch auf diese Weise
        zu Mundtrockenheit führen.

-       Das Nikotin behindert den Ver-
        schlussmechanismus zwischen
        der unteren Speiseröhre und dem
        Magen; weil das untere Ende der
        Speiseröhre undicht wird, kann

die Magensäure leichter in die
Speiseröhre zurückfließen.

\-   Die rußigen Rückstände des Tabak-
     rauches lagern sich auf den
     Schleimhäuten von Mund, Zunge,
     Rachen und Kehlkopf ab; wenn
     sie verschluckt werden, gelangen
     sie in den Magen und regen hier
     die Bildung der Magensäure
     enorm an.

Tipp 25

Niemals gleichzeitig rauchen und Alkohol trinken

- Ganz besonders fatal (und leider auch sehr häufig) ist die Kombination von Tabak und Alkohol, denn ihre toxischen Wirkungen auf den menschlichen Körper sind oft ähnlich und verstärken sich gegenseitig.

- Das gilt nicht nur in Bezug auf Sodbrennen, sondern auch für Schäden am Herz-Kreislaufsystem oder für die Entstehung von zahlreichen Krebserkrankungen.

Tipp 26

Wenig Fett essen

- Fett ist für unser Magen-Darm-System schwer verdaulich; deshalb bleibt eine fettreiche Mahlzeit länger im Magen.

- Das verzögert die Magenentleerung, steigert den Druck im Magen und führt deshalb zu Sodbrennen.

- Außerdem regt ein hoher Fettanteil im Magen auch die Magensäureproduktion stark an.

Tipp 27

Wenig Zucker essen

- Zucker steigert genau wie Fett die Produktion der Magensäure außerordentlich.

- Deshalb sollte bei Sodbrennen, so weit es geht verzichtet, auf alle Süßigkeiten oder Kuchen mit einem hohem Fett- und/oder Zuckeranteil werden.

Tipp 28

Keine zu scharfen Speisen

- Auch scharfe Speisen und Gerichte führen zu einer starken Bildung von Magensäure.

- Außerdem reizt die Schärfe direkt die schmerzempfindliche und sensible Schleimhaut der Speiseröhre.

- Wer zu Sodbrennen neigt, sollte Pfeffer nur sparsam verwenden und auf Peperoni und Chili besser ganz verzichten.

Tipp 29

Keine säurehaltigen Getränke

- Die Kohlensäure reizt die Schleimhaut der Speiseröhre.

- Deshalb leiden viele Menschen nach dem Genuss von Wein, oder sogar wenn sie Obstsäfte trinken, unter Sodbrennen.

- Das gilt auch und vor allem für alle Kohlensäure-haltigen Getränke.

- Cola, Fanta und Sprite ebenso wie sprudelndes Mineralwasser sollten deshalb vermieden werden.

- Sprudelnden Getränken entweicht Kohlensäure; das Gas gelangt zusammen mit der Magensäure aus dem Magen in die Speise-

röhre, was zu starkem Sodbrennen führen kann.

-    Außerdem steigern säurehaltige
Getränke auch noch die Magensäureproduktion.

Tipp 30

Kein Knoblauch

- Auch Knoblauch steigert die Magensäureproduktion und führt oft zu Sodbrennen.

Tipp 31

Kein Ketchup

- Das gleiche gilt für Tomaten und Ketchup: die Bildung der Magensäure wird stark angeregt.

- Ketchup enthält außerdem sehr viel Zucker; auch der Zucker steigert die Magensäureproduktion.

Tipp 32

Nicht zu heiß essen und trinken

-   Sehr heiße Speisen und Getränke reizen die Schleimhaut von Magen und Speiseröhre.

-   Außerdem steigert die Hitze die Produktion der Magensäure.

-   Deshalb sollten Tee und Kaffee nicht zu heiß getrunken werden.

-   Auch das Essen sollte etwas abkühlen, bevor man es zu sich nimmt.

Tipp 33

Nicht zu kalt essen und trinken

- Das Gleich gilt für kalte Speisen und Getränke: sie reizen die Schleimhaut von Magen und Speiseröhre, und die Kälte erhöht zusätzlich die Bildung der Magensäure.

- Im Sommer sollte man mit kalten Getränken, Eiswürfeln und Speise- oder Wassereis vorsichtig sein.

Tipp 34

So wenig Kaffee wie möglich

-   Koffein regt die Produktion der
    Magensäure stark an.

-   Koffein stört genauso wie Nikotin
    und Alkohol den Verschluss-
    mechanismus der unteren Speise-
    röhre, so dass dieser undicht wird.

-   Die Magensäure kann deshalb
    leichter aus dem Magen in die
    Speiseröhre zurückfließen und
    hier zu empfindlichen Ver-
    ätzungen und Entzündungs-
    reaktionen der Schleimhaut füh-
    ren.

-   Außerdem hemmt Koffein auch
    noch die Bildung des Speichels in
    den Speicheldrüsen; ein starker
    Kaffeekonsum kann deshalb ver-

antwortlich für eine Mundtrockenheit sein.

Tipp 35

Keine Cola, keine Fanta und keine Sprite

-   Wer viel Cola, Fanta oder Sprite trinkt, leidet oft unter Sod-brennen.

-   Cola, Fanta und Sprite enthalten Kohlensäure und werden oft sehr kalt oder mit Eiswürfeln getrun-ken.

-   Cola, Fanta und Sprite enthalten in der Regel viel Zucker.

-   Cola enthält außerdem auch viel Koffein.

Tipp 36

Keine Koffein-haltigen Energy-Drinks

- Auch viele Energy-Drinks enthalten große Mengen an Koffein, um die Aufmerksamkeit zu erhöhen und ein Wachheitsgefühl auszulösen.

Tipp 37

<u>Keine Getränke oder Nahrungsmittel, welche die Bildung der Magensäure stark fördern</u>

- Zur besseren Übersicht hier nochmal eine Aufstellung über alle Getränke, Nahrungsmittel oder Inhaltstoffe, welche die Schleimhaut des Magens stark dazu anregen, Magensäure zu bilden:

    - sehr fettreiche Nahrung (Chips, Pommes, Fast Food)

    - sehr süße zuckerhalte Nahrung (Schokolade, Süßigkeiten)

- sehr scharfe Speisen

- Tomaten, Tomatensoße,
  Ketchup

- Knoblauch

- Kaffee (Coffein)

- alkoholische Getränke, die
  nicht destilliert sind (Bier,
  Wein, Sekt und Cham-
  pagner)

- alle kohlensäurehaltigen
  Getränke (Cola, Fanta,
  Sprite, Apfelschorle, Mine-
  ralwasser)

- alle säurehaltigen Getränke
  (Obstsäfte, Wein)

- sehr kalte und sehr heiße
  Speisen (Eis oder heiße

Getränke wie Tee oder Kaffee!)

- Stress (zwar nicht in Essen
    oder trinken enthalten, aber
    fast genauso wichtig!)

Tipp 38

Kaugummi kauen

- Kaugummi kauen regt die Speichelproduktion an und hilft deshalb gegen Mundtrockenheit.

- Dadurch wird die Selbstreinigung der Speiseröhre gefördert, was gegen Sodbrennen hilft.

Tipp 39

<u>Kein Pfefferminz</u>

- Pfefferminz stört den Schließmechanismus der unteren Speiseröhre; das macht es der
Magensäure leichter, in die
Speiseröhre zurückzufließen.

- Deshalb sollte bei Sodbrennen alles,
in dem Pfefferminz enthalten ist,
tabu sein.

- Neben Pfefferminz-Kaugummis ist
das vor allem Pfefferminz-Tee.

Tipp 40

Keine Medikamente, die den Schließmechanismus der unteren Speiseröhre stören

- Alle Patienten, die unter Sodbrennen leiden, sollten mit ihrem Arzt/ihren Ärzten ihre Medikamente durchgehen.

- Viele Medikamente können als Nebenwirkung nicht nur eine Mundtrockenheit hervorrufen, sondern auch den muskulären Schließmechanismus der unteren Speiseröhre schwächen.

-       Hierbei handelt es sich vor allem
        um:

        - verschiedene Blutdrucksen-
          ker
          (z.B. Kalzium-Anato-
          gonisten wie Nifedipin)

        - Nitropräparate (Nitro-
          Spray), die bei Herz-
          Patienten mit Angina
          pectoris verschrieben wer-
          den

        - Sildenafil (Viagra) und
          verwandte Substanzen, die
          bei der erektilen Dysfunk-
          tion (Potenzstörung des
          Mannes) eingesetzt werden

        - Theophyllin, mit dem das
          Asthma bronchiale
          behandelt wird

Tipp 41

<u>Keine Getränke oder
Nahrungsmittel,
die den Verschluss-
mechanismus der unteren
Speiseröhre beeinträchtigen</u>

- Zur besseren Übersicht hier
  nochmal eine Aufstellung über
  alle Nahrungsmittel, Getränke
  oder Substanzen, die den
  Verschlussmechanismus der
  unteren Speiseröhre beeinträchtigen können:

  - Alkohol

  - Nikotin

  - Koffein (Kaffee, Cola und
    manche Energy Drinks)

- Pfefferminz

- verschiedene Medikamente,
  die zur Behandlung des
  Bluthochdrucks eingesetzt
  werden (Kalzium-
  Antogonisten), Nitro-
  präparate (Nitro-Spray),
  die bei Herz-Patienten mit
  Angina pectoris verschrie-
  ben werden, Sildenafil
  (Viagra) und verwandte
  Substanzen, die bei der
  erektilen Dysfunktion
  eingesetzt werden, und
  Theophyllin, mit dem das
  Asthma bronchiale behandelt wird

- Stress

Tipp 42

Stress vermeiden

- Stress stört die Durchblutung der Schleimhäute in der Speiseröhre und im Magen; die Schleimhaut wird dadurch anfälliger für die ätzende Wirkung der Magensäure.

- So entstehen Schleimhautentzündungen, welche umso schmerzempfindlicher sind.

- Stress erhöht die Bildung der Magensäure.

- Stress führt zu Verkrampfungen der Magenmuskulatur, was zu einer Druckerhöhung im Magen führt.

- Auch der Verschlussmechanismus der unteren Speiseröhre ist für Stress anfällig und kann undicht werden.

- Menschen, die chronischem Stress ausgesetzt sind, leiden sehr oft auch unter einer Mundtrockenheit.

Tipp 43

Pflanzliche Heilstoffe nutzen

- Es gibt eine Reihe an natürlichen
  und pflanzlichen Wirkstoffen, die
  bei Sodbrennen vielen Patienten
  helfen; ihre Wirksamkeit kann
  auch von Schulmedizinern nicht
  bezweifelt werden.

- Es handelt sich dabei unter
  anderem um:

    - Natron und Backpulver

    - Heilerde (neutralisiert die
      Magensäure)

    - Kartoffelsaft

    - stilles Wasser (kühlt, ver-
      dünnt die Magensäure,
      reinigt die Speiseröhre)

- Haferflocken (das Kauen regt
  die Speichelproduktion an)

- Lein- und Reissamen (schützen die Schleimhäute)

- Nüsse- oder Mandeln (sehr
  kalorienreich, daher nicht
  zu häufig essen)

Tipp 44

<u>Warmen Tee trinken</u>

- Warmer Tee kann bei Sodbrennen Linderung bringen.

- Geeignet sind vor allem Kamille, Kümmel und Fenchel.

- Der Tee reinigt die Speiseröhre, verdünnt die Magensäure und die pflanzlichen (Heil)Stoffe können die Schleimhaut beruhigen und die Entzündung hemmen.

- Pfefferminztee sollte man aus den genannten Gründen meiden.

- Der Tee sollte nicht zu heiß getrunken werden.

Tipp 45

Nicht zu viel Milch trinken

- Milch kann akut die gereizten Schleimhäute beruhigen und lindert so das Sodbrennen.

- Milchprodukte können jedoch auch zu starken Blähungen führen, die ihrerseits Sodbrennen hervorrufen können, denn die Faulgase, die bei der Verdauung entstehen, steigern den Druck im Bauchraum.

- Wer unter Sodbrennen leidet, sollte also nicht zu viel und zu oft Milch trinken oder Milchprodukte wie Käse und Joghurt essen.

Tipp 46

Säureblocker sind am effektivsten

- Protonenpumpeninhibitoren (so nennen Mediziner die Säureblocker) sind das Mittel der Wahl bei Sodbrennen oder Entzündungen der Schleimhaut.

- Sie reduzieren die Bildung der Magensäure sehr effektiv um bis zu 100%. In der Regel werden sie von den Patienten gut vertragen.

- Ein gutes Beispiel ist das allseits bekannte Pantoprazol, welches auch rezeptfrei in der Apotheke zu kaufen ist.

Tipp 47

<u>Säureblocker nicht zu lange einnehmen</u>

- Auf lagen Sicht können die Säureblocker allerdings schwerwiegende Nebenwirkungen haben und Komplikationen auslösen.

- Zu nennen sind vor allem:

    - Infektionen des Magen-Darm-Traktes (die Magensäure schützt ja eigentlich vor Bakterien, die mit der Nahrung aufgenommen werden)

    - Nierenschäden

- Magnesiummangel (kann bei
  Herzpatienten gefährliche
  Herz-Rhythmus-Störungen
  auslösen)

- Knochenbrüche (Säure-
  blocker vermindern die
  Knochenstabilität)

- Vorsicht also bei der Selbst-
  einnahme; eine langfristige
  Einnahme der Säureblocker sollte
  immer von einem Facharzt
  angeordnet sein und nur erfolgen,
  wenn sie unbedingt notwendig ist.

Tipp 48

<u>Auf Reisen keine Säureblocker</u>

- Die Magensäure dient nicht nur der Verdauung, sondern auch dem Schutz vor Bakterien und Viren.

- Wird die Säureproduktion durch die Säureblocker über einen längeren Zeitraum nahezu vollständig unterdrückt, kommt es auch häufiger zu Magen-Darm-Infektionen.

- Wer auf Reisen in Länder mit niedrigem Hygiene-Standard Säureblocker einnimmt, bekommt doppelt so häufig Durchfall wie ohne die Tabletten.

- Daher sollten die Säureblocker für den Zeitraum der Reise zeitlich begrenzt abgesetzt werden, falls

das möglich ist (nur in Rück-
sprache mit dem behandelnden
Arzt).

Tipp 49

Den Vitamin-B12 Spiegel kontrollieren

- Ein Vitamin-B12 Mangel ist eine weitere Nebenwirkung einer längerfristigen Einnahme von Säureblockern.

- Der Vitamin-B12 Mangel führt häufig zu einer Blutarmut (Anämie) und damit zu Müdigkeit, Antriebsschwäche oder sogar Luftnot bei Belastung; auch das Risiko einer Demenz kann erhöht sein.

- Patienten, die längere Zeit Säureblocker einnehmen, sollten daher immer in regelmäßigen Abständen ihren Vitamin-B12 Spiegel im Blut kontrollieren lassen.

Tipp 50

Bei starkem Sodbrennen auch an die Gallensäuren denken

- Bei starkem Sodbrennen trotz Einnahme von Säureblockern fließen neben der Magensäure oft auch Gallensäuren in die Speiseröhre zurück.

- Die Kombination von Magensäure und Gallensäure ist sehr toxisch für die Schleimhaut der Speiseröhre und verursacht starkes Sodbrennen.

- Das Vorhandensein von Gallensäuren in der Speiseröhre kann vom Arzt durch eine pH-Messung festgestellt werden; das diagnostische Verfahren nennt man pH-Manometrie.

- Der pH der Gallensäure ist
alkalisch, also größer als 7, der pH
der Magensäure, die aus Salzsäure
besteht, ist sauer und damit
kleiner als 7.

Tipp 51

Säureblocker mit Antazida kombinieren

- Die Antazida sind Stoffe, welche die Magensäure puffern und so die Schleimhaut schützen; allerdings sind sie sehr viel schwächer wirksam als die Protonen- pumpeninhibitoren bzw. Säure- blocker wie Pantoprazol.

- Antazida puffern neben der Magensäure auch die Gallen- säuren; deshalb profitieren viele Patienten mit einem gemischten Reflux von Gallensäuren und Magensäure sehr von einer Kombination der beiden Medi- kamente-Klassen.

- Besonders Magnesiumhydroxid („Ma-aloxan") kann hier sehr hilfreich sein.

Tipp 52

Antazida nicht zu lange einnehmen

-   Die Antazida (Magnesium-hy-
    droxid und Aluminium-hydroxid)
    gibt es rezeptfrei in der Apotheke
    zu kaufen, doch wie bei den
    Säureblockern sollte man auch
    hier aufpassen.

-   Aluminium kann zu Verstopfung
    führen, Magnesium zu Durchfall.

-   Bei Nierenschäden lagert sich
    Aluminium nach einiger Zeit in
    Knochen und Gehirn ab, weil es
    nicht mehr über den Urin
    ausgeschieden wird; die
    Ablagerungen im Gehirn können
    das Risiko einer Alzheimer
    Demenz erhöhen.

-	Aluminiumhydroxid sollte man
	daher nicht länger als einige
	Wochen einnehmen.

-	Lassen Sie sich immer gut in der
	Apotheke oder von ihrem Arzt
	beraten, bevor Sie selbst zu
	Medikamenten greifen.

Tipp 53

Bei Sodbrennen den Arzt aufsuchen

- Sodbrennen ist nicht nur sehr unangenehm, unbehandelt oder nicht richtig behandelt kann es nicht selten zu schweren Komplikationen kommen.

- Schluckstörungen und vor allem Krebserkrankungen der Speiseröhre sind keine Ausnahmen.

- Patienten sollten daher bei Beschwerden nicht nur selbst zu in Apotheken frei verkäuflichen Medikamenten greifen, sondern ihren Hausarzt oder einen Gastroenterologen aufsuchen, der die richtige Diagnostik und Behandlung vornimmt.

Tipp 54

<u>Magenspiegelung bei chronischen Beschwerden</u>

- Bei längerem Sodbrennen oder Sodbrennen, das nicht durch die Gabe von Säureblockern besser wird, ist eine Magenspiegelung Pflicht.

- Nur mit Hilfe einer Magenspiegelung kann der Arzt feststellen, ob es zu Entzündungen der Schleimhaut der Speiseröhre gekommen ist, oder ob bereits eine Krebserkrankung vorliegt.

- Nur durch die Magenspiegelung kann eine Krebserkrankung definitiv ausgeschlossen werden.

Tipp 55

-   Welche Speisen, Getränke oder
    Medikamente Sodbrennen hervor-
    rufen, ist von Patient zu Patient
    unterschiedlich.

-   Was hilft und was die Beschwerden
    verschlimmert, kann weder der
    Arzt noch der Patient vorher-
    sagen.

-   Hier hilft im Zweifelsfall nur selbst
    probieren, auf was man verzich-
    ten muss, um die Beschwerden zu
    lindern.

Übersicht

(1) Große Mahlzeiten vermeiden

(2) Lieber 5 kleine als 3 große Malzeiten pro Tag

(3) Vor dem Schlucken mindestens 20 Mal kauen

(4) Langsam essen

(5) Nicht mehr zu spät abends essen

(6) Mit leicht erhöhtem Oberkörper schlafen

(7) In Seitenlage schlafen

(8) Übergewicht reduzieren

(9) Regelmäßig bewegen

(10) Ausdauer-Sport hilft gegen Sodbrennen; Kraft-Sport verschlimmert es

(11) Genug trinken (2 bis 3 Liter pro Tag)

(12) Keine enge oder einschnürende Kleidung

(13) Nicht zu lange am Stück sitzen

(14) Blähungen vermeiden

(15) Druckerhöhungen im Bauchraum vermeiden

(16) Als Diabetiker den Zucker gut einstellen

(17) Bluthochdruck bekämpfen

(18) Nicht schnarchen

(19) Abends keinen Alkohol mehr

(20) Keine Medikamente, die Mundtrockenheit verursachen

(21) Mundtrockenheit vermeiden

(22) So wenig Alkohol wie möglich

(23) Keine hochprozentigen alkoholischen Getränke!

(24) Nicht rauchen!

(25) Niemals gleichzeitig rauchen und Alkohol
trinken
(26) Wenig Fett essen
(27) Wenig Zucker essen
(28) Keine scharfen Speisen
(29) Keine säurehaltigen Getränke
(30) Kein Knoblauch
(31) Kein Ketchup
(32) Nicht zu heiß essen und trinken
(33) Nicht zu kalt essen und trinken
(34) So wenig Kaffee wie möglich
(35) Keine Cola
(36) Keine Koffein-haltigen Energy-Drinks
(37) Keine Getränke und Nahrungsmittel, welche die
Bildung der Magensäure erhöhen
(38) Kaugummi kauen
(39) Kein Pfefferminz
(40) Keine Medikamente, die den Verschluss der
unteren Speiseröhre stören
(41) Keine Getränke oder Nahrungsmittel, die den
Verschluss der unteren
Speiseröhre beeinträchtigen
(42) Stress vermeiden
(43) Pflanzliche Heilstoffe nutzen
(44) Warmen Tee trinken
(45) Nicht zu viel Milch trinken
(46) Säureblocker sind am effektivsten
(47) Säureblocker nicht zu lange einnehmen
(48) Auf Reisen keine Säureblocker

(49) Den Vitamin-B12 Spiegel kontrollieren

(50) Bei starkem Sodbrennen auch an die
Gallensäuren denken

(51) Säureblocker mit Antazida kombinieren

(52) Antazida nicht zu lange einnehmen

(53) Bei Sodbrennen den Arzt aufsuchen

(54) Magenspiegelung bei chronischen Beschwerden

(55) Selbst ausprobieren, was hilft

Medizinische Referenzliteratur

Innere Medizin 2017, Gerd Herold , 1. Oktober 2016

Basislehrbuch Innere Medizin, Herbert Renz-Polster und
Steffen Krautzig, 28. September 2012

Siegenthalers Differenzialdiagnose: Innere Krankheiten –
vom Symptom zur Diagnose, Edouard Battegay, 7.
November 2012

Klinische Pathophysiologie, Walter Siegenthaler und
Hubert Erich Blum, 19. April 2006

Physiologie des Menschen: Mit Pathophysiologie, Robert F.
Schmidt und Florian Lang, 30. Januar 2017

Pharmakologie und Toxikologie 2011, Thomas Karow und
Ruth Lang-Roth, 13. April 2012

Pharmakologie und Toxikologie: Arzneimittelwirkungen
vestehen – Medikamente gezielt einsetzen, Heinz Lüllmann
und Klaus Mohr, 11. Mai 2016

Zeitschrift für Gastroenterologie, Ausgabe 1, Januar 2017,
Seite 1 – 106, 55. Jahrgang

Über den Autor

Dr. med. *Thomas Tannenberger*, geboren 1983, ist Facharzt für Arbeits- und Betriebsmedizin. Nach dem Humanmedizin in Deutschland, Spanien (Universidad de La Laguna), Australien (University of Sydney) und Kanada (McGill University of Montreal) arbeitete er zunächst 5 Jahre im Bereich der Inneren Medizin, Schwerpunkt Kardiologie, Angiologie, Pneumologie und Intensivmedizin, in einem deutschen Universitätsklinikum. Anschließend wechselte er zu einem übertrieblichen arbeitsmedizinischen Dienst, um nach zwei Jahren Ausbildung als Betriebsarzt im Bereich Prävention und Gesundheitsvorsorge die Facharztprüfung zum Facharzt für Arbeitsmedizin abzulegen.
Thomas Tannenberger ist Träger eines Erasmus-Stipendiums sowie eines Promotionsstipendiums und eines Stipendiums für Nachwuchswissenschaftler in der Grundlagenforschung. Seine Dissertationsarbeit im Bereich der molekularen Kardiologie wurde mit „Summa cum laude" und im Rahmen des jährlichen Promotionspreises seiner Heimatuniversität als eine der besten Doktorarbeiten seines Jahrganges ausgezeichnet. Er ist Autor zahlreicher wissenschaftlicher Publikationen aus dem Bereich der Kardiologie und medizinischer Sachbücher zum Thema Volkserkrankungen, Risikofaktoren, Gesundheitsvorsorge und Prävention.

Danksagung

Kein Autor kommt ohne gute Lektoren und Mentoren aus. Das gilt für wissenschaftliche Publikationen ebenso wie für Romane oder medizinische Sachbücher und Patientenratgeber. Besonders bei Sachbüchern, die vorzugsweise auf Fakten basieren, gilt, dass ihre Qualität umso mehr davon profitiert, je mehr Fachleute bei ihrer Entstehung mitwirken.

Ich kann mich daher glücklich schätzen, dass ich beim Schreiben dieses Buches von meinen Eltern einiges an Unterstützung erfahren durfte. Ohne ihre inhaltlichen und formalen Ratschläge und kritischen Korrekturvorschläge wäre das Ergebnis ganz gewiss ein anderes! Ihr Erfahrungsschatz bei der Diagnostik und Therapie vieler Erkrankungen und ihr um-fangreiches medizinisches Fachwissen finden sich in den meisten Zeilen wieder.

Für all ihre Hilfe, Unterstützung und Motivation beim Schreiben bedanke ich mich daher ganz besonders – wie natürlich auch für alles andere.

Lektoren

Wilhelm Tannenberger ist Facharzt für Innere Medizin mit Zusatzqualifikationen in Gastroenterologie und Notfallmedizin. Nach dem Studium der Humanmedizin in Hamburg und der Ausbildung zum Facharzt für Innere Medizin war er zunächst 12 Jahre lang als Oberarzt für Allgemeine Innere Medizin im Krankenhaus tätig. Aktuell arbeitet er in einer Gemeinschaftspraxis als niedergelassener Gastroenterologe im Bereich der Erkrankungen des Magen-Darm-Traktes.

Dr. med. *Susanne Tannenberger* ist Fachärztin für Anästhesiologie mit Zusatzqualifikationen in Notfallmedizin und Intensivmedizin. Nach dem Studium der Humanmedizin in Göttingen und Hamburg begann sie ihre klinische Ausbildung zunächst in einer Praxis für Mund-, Kiefer- und Gesichts-Chirugie, anschließend absolvierte sie den Rest ihrer Facharztausbildung im Krankenhaus. Sie arbeitet seit 7 Jahren als Oberärztin im Bereich Anästhesiologie und Schmerztherapie sowie interdisziplinärer Notfall- und Intensivmedizin.

www.ingramcontent.com/pod-product-compliance
Lightning Source LLC
Chambersburg PA
CBHW070819240726
48654CB00007B/401